BEI GRIN MACHT SICH IHR WISSEN BEZAHLT

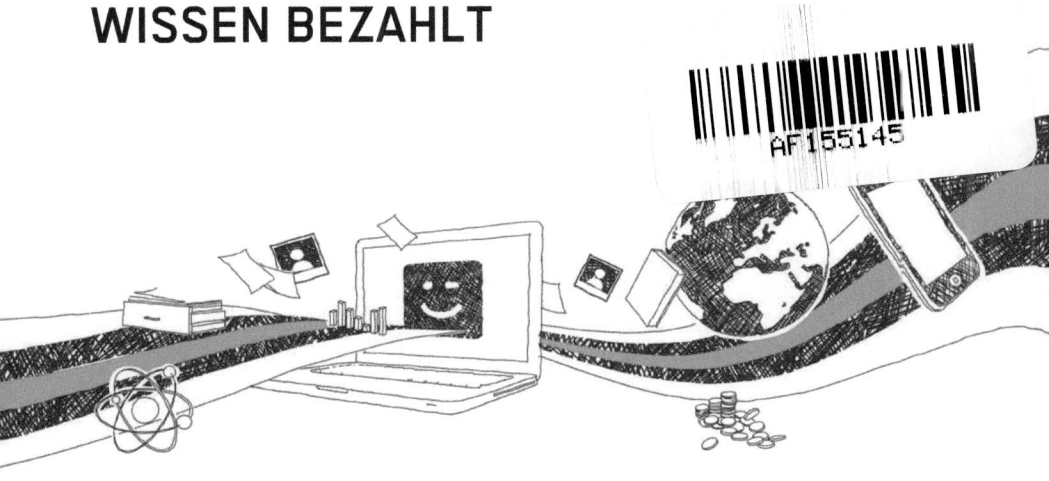
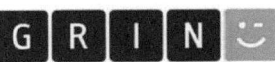

Bibliografische Information der Deutschen Nationalbibliothek:

Die Deutsche Bibliothek verzeichnet diese Publikation in der Deutschen National-
bibliografie; detaillierte bibliografische Daten sind im Internet über http://dnb.d-
nb.de/ abrufbar.

Dieses Werk sowie alle darin enthaltenen einzelnen Beiträge und Abbildungen
sind urheberrechtlich geschützt. Jede Verwertung, die nicht ausdrücklich vom
Urheberrechtsschutz zugelassen ist, bedarf der vorherigen Zustimmung des Verla-
ges. Das gilt insbesondere für Vervielfältigungen, Bearbeitungen, Übersetzungen,
Mikroverfilmungen, Auswertungen durch Datenbanken und für die Einspeicherung
und Verarbeitung in elektronische Systeme. Alle Rechte, auch die des auszugsweisen
Nachdrucks, der fotomechanischen Wiedergabe (einschließlich Mikrokopie) sowie
der Auswertung durch Datenbanken oder ähnliche Einrichtungen, vorbehalten.

Impressum:

Copyright © 2006 GRIN Verlag, Open Publishing GmbH
Druck und Bindung: Books on Demand GmbH, Norderstedt Germany
ISBN: 9783640223121

Dieses Buch bei GRIN:

http://www.grin.com/de/e-book/118745/wissenschaftliche-fachsprache-am-beispiel-
der-begriffe-kompetenz-und

Maja Tintor

Wissenschaftliche Fachsprache am Beispiel der Begriffe "Kompetenz" und "Qualifikation"

GRIN Verlag

GRIN - Your knowledge has value

Der GRIN Verlag publiziert seit 1998 wissenschaftliche Arbeiten von Studenten, Hochschullehrern und anderen Akademikern als eBook und gedrucktes Buch. Die Verlagswebsite www.grin.com ist die ideale Plattform zur Veröffentlichung von Hausarbeiten, Abschlussarbeiten, wissenschaftlichen Aufsätzen, Dissertationen und Fachbüchern.

Besuchen Sie uns im Internet:

http://www.grin.com/

http://www.facebook.com/grincom

http://www.twitter.com/grin_com

UNIVERSITÄT OSNABRÜCK

Fachbereich Humanwissenschaften

Fachrichtung Gesundheitswissenschaften
Berufs- und Wirtschaftspädagogik

Wissenschaftliche Fachsprache
am Beispiel der Begriffe
„Kompetenz" und „Qualifikation"

Erstellt von:
Maja Tintor
3. Semester im WS 2005/06
Unterrichtsfach: Biologie, LbS
Fachrichtung: Gesundheitswissenschaften

Inhaltsverzeichnis

I. Einleitung

In dieser Seminararbeit geht es um die Analyse wissenschaftlicher Fachsprache oder präziser gesagt der Begriffe ‚Kompetenz' und ‚Qualifikation'.

Im Vordergrund steht dabei nicht allein die begriffliche Auseinandersetzung, sondern zugleich die kritische Durchleuchtung der Frage, in welchem Kontext die beiden Begriffe zueinander stehen.

Die konkrete Fragestellung lautet demnach: Worin liegt der genaue Unterschied zwischen diesen beiden Begriffen bzw. weshalb sind sie nicht synonym verwendbar?

Sowohl ‚Kompetenz' als auch ‚Qualifikation' sind moderne Begriffe, die seit den 80er Jahren in der Diskussion stehen, wobei ebenso debattiert wird, ob sie den bisherigen Bildungsbegriff womöglich ersetzen können (vgl. Wilsdorf 1991, S. 38).

Dabei befinden sich speziell zwei Begriffe im Blickfeld, die sich im Laufe der Zeit entwickelt haben: die ‚Schlüsselqualifikationen' und die ‚berufliche Handlungskompetenz' im so genannten ‚handlungsorientierten Unterricht'. Der Vollständigkeit halber werden sie erörtert, doch eine detaillierte Auseinandersetzung mit diesen Themenkomplex würde das Ausmaß dieser Seminararbeit sprengen.

II. Zum Begriff ‚Kompetenz'

1.Definition

1.1 Merkmale des Begriffs ‚Kompetenz'

Dem allgemeinen Sprachgebrauch folgend bedeutet ‚Kompetenz' soviel wie Zuständigkeit, Befugnis (vgl. Duden 1994, S. 386), Befähigung oder Eignung (vgl. Brockhaus 1992, S. 233) und stammt ursprünglich vom lateinischen ‚competere' ab, wobei der fachsprachliche Begriff primär eher dem englischen ‚competency' entnommen wurde (vgl. Vogel et al. 2002, S. 15) und die Fähigkeiten einer Person kennzeichnet, die zur Lebensbewältigung benötigt werden (vgl. Kaiser/Pätzold 1999, S. 245f.). Insofern handelt es sich um eine personenbezogene Definition (vgl. Schelten 1991. S. 36), die die Kenntnisse beschreibt, welche einer Person selbst von Nutzen sind (vgl. Hof in: Arnold/Clement 2002, S. 153 f.).

Die ‚Handlungskompetenz' wiederum ist aus dem Begriff ‚Kompetenz' entstanden und somit eine Weiterführung. Damit bezeichnet sie das, was ein Schüler nach seiner Ausbildung können muss. Sie unterstreicht dabei nicht die Einzelkompetenzen (vgl. Schelten 1991, S. 38), da es sich gewissermaßen um eine komplette Einbeziehung von Kopf (im Sinne von Intellekt), Hand (Mechanik) und Herz (Persönlichkeit) handelt (vgl. Wilsdorf 1991, S. 42), d. h. es handelt sich um eine ganzheitliche Definition.

Es kann davon ausgegangen werden, dass das, was früher als Persönlichkeitsförderung bezeichnet wurde, heute für die ‚Handlungskompetenz' steht. Alles in allem wird mit ihr der gesamte Mensch betrachtet (vgl. Beck 1996, S. 9). Diese Idee entstammt der Lernpsychologie, woraus schließlich eine pädagogische Variante zur umfassenden Persönlichkeitsbildung zustande kam (vgl. Vogel et al. 2002, S. 15). Insofern ist die ‚Kompetenz' ein Erziehungsbegriff.

Zusammenfassend wird auch häufig von der ‚Berufskompetenz' gesprochen, die als verbindende Mitte zwischen dem Beschäftigungssystem und dem Berufsbildungssystem positioniert wird, wobei die ‚Berufskompetenz' das eigentliche Ziel (vgl. Schelten 2000, S. 36) – zumindest in Hinblick auf berufsbildende Schulen - ist.

Letzten Endes sind jedoch beide Begriffe vereinbar, indem von der ‚beruflichen Handlungskompetenz' gesprochen wird (vgl. Beck 1996, S. 9). Damit lässt sich also abschließend sagen, dass hiermit die Fähigkeiten gemeint sind, die ein Mensch im Laufe des Lebens erlangt und nutzt (vgl. Clement in: Arnold/Clement 2002, S. 82).

1.2 Kompetenzarten

In der Regel wird heute von der ‚beruflichen Handlungskompetenz' gesprochen, welche in verschiedene Kompetenzgebiete unterteilt wird (vgl. Arnold/Clement 2002, S. 7), wobei anzumerken ist, dass es verschiedene Varianten dieser Unterteilungen gibt. Zu den gängigen Kategorien zählen folgende (vgl. Schelten 2000, S. 37 ff.):

- **Sach- oder Fachkompetenz.**
Sie beinhaltet für bestimmte Fachgebiete (z. B. den medizinischen Bereich) benötigte Fähigkeiten. Demzufolge verfügt ein Mensch über ‚Fachkompetenz', wenn er selbständig und sachlich korrekt seine Aufgaben bewältigt und am Ende das Ergebnis beurteilen kann. Es handelt sich damit um rein fachliches Wissen, das in einem festgelegten Bereich dem Problemlösen dient (vgl. Kauffeld in: Arnold/Clement 2002, S. 139 ff.).
Diese Fertigkeiten und Kenntnisse sind für die spätere Berufsausübung unerlässlich, werden aber auch deswegen von der BBIG gefordert, weil sie überprüfbar sind.
Andererseits warf diese begrenzte Wissensform bald das Bild vom „Fachidioten" auf, der zwar einseitig in seinem Bereich über ein breites Pensum verfügt, ansonsten allerdings wenig zu bieten hat. Insofern wäre die ‚Fachkompetenz' allein als eigenständige ‚Kompetenz' aus pädagogischer Sicht nicht unbedingt erstrebenswert. Nur in der Kombination mit den folgenden Fähigkeiten bildet sie ein sinnvolles und zugleich erstrebenswertes Ganzes.

- **Methodenkompetenz.**

Das Individuum besitzt die Fähigkeit, neue Aufgaben eigenständig zu lösen, lebenslang zu lernen und vor allem das Lernen zu erlernen (vgl. Hendrich 2002, S. 84).

Besonders in den letzten Jahren hat der Bedarf nach ‚Methodenkompetenz' zugenommen, da stetiger Wandel sowohl in der Industrie als auch in der Gesellschaft spürbar ist, kaum beständige Prognosen über den Arbeitsmarkt vorliegen und allein deshalb schon der Mensch zwangsläufig auf weitere Änderungen in seinem Umfeld reagieren muss.

Um beruflich Fuß fassen zu können und handlungsfähig zu bleiben, muss er sich daher immer wieder neue Kenntnisse aneignen und selbständig Lösungswege für komplexe Aufgaben finden können (vgl. Reetz in: Pätzold/Kaiser 1999, S. 246). Hierzu werden unter anderem beispielsweise neben dem Zeitmanagement auch wirtschaftliches Denken gezählt (vgl. Kauffeld in: Arnold/Clement 2002, S. 139 ff.).

- **Individuelle Kompetenz.**

In dieses Feld fallen Werte der Sittsamkeit wie etwa Ordnungssinn, Zuverlässigkeit, Pünktlichkeit etc. Besonders an dieser Stelle wird deutlich, dass es sich bei der gewünschten ‚Kompetenz' in ihrem Gesamtbild nicht ausschließlich um die Beinhaltung berufsbezogener, sondern auch – und insbesondere - um allgemeingültige Kriterien handelt (vgl. Müller in: Müller/Arnold 2002, S. 113 ff.).

- **Sozialkompetenz.**

Sie kennzeichnet den Menschen dadurch, dass er die Fähigkeit hat, mit anderen Personen umgehen zu können (wie etwa mit aggressiven Problemschülern oder schwierigen Patienten), soziale Beziehungen und Spannungen zu erfassen und zu verstehen (vgl. Kauffeld in: Arnold/Clement 2002, S. 140 ff.). Ebensolches gilt für Solidarität, Mitbestimmung und Mitgestaltung (vgl. Sloane et al. 1998, S. 160).

Mittlerweile gibt es die Annahme, dass die ‚Sozialkompetenz' an Status gewonnen hat (vgl. Hof in: Arnold/Clement 2002, S. 163), nicht zuletzt begründet dadurch, dass sie einen riesigen Pool für diverse Persönlichkeitsmerkmale bietet, welche in vielfältiger Weise hier hinzugerechnet werden – erwähnenswert seien noch das Argumentationsvermögen, die Kompromissbereitschaft oder gar die Fantasie (vgl. Müller in: Müller/Arnold 2002, S. 100).

- **Lernkompetenz.**

Sie ist der Sammelbegriff für Fähigkeiten, die dazu dienen, lebenslang zu lernen durch Lernstrategien und dem Bewusstsein des eigenen Lerntyps (vgl. Vogel/Otto 2002, S. 30). Einige Autoren verweisen an dieser Stelle eher auf die ‚Methodenkompetenz'. Entscheidend ist allerdings die Gemeinsamkeit aller Denkweisen: das einvernehmliche Ziel ist das Lernen zu erlernen, was in Zukunft einen sehr hohen Stellenwert in der Ausbildung haben wird.

- **Personal- oder Humankompetenz.**

Hierbei verfügt eine Person über ein positives Selbstbild, agiert selbständig, ist verantwortungsbewusst und hat Selbstvertrauen (vgl. Reetz in: Pätzold/Kaiser 1999, S. 246). Manche Autoren sprechen von ‚Selbstkompetenz' (vgl. S. Kauffeld in: Arnold/Clement 2002, S. 140 ff.).

1.3 Analyse des ausgewählten Terminus' ‚Performanz'

Folgende Unterscheidung ist bei der Auseinandersetzung mit dem Begriff ‚Kompetenz' zu beachten: abzutrennen vom Kompetenzbegriff ist die ‚Performanz', denn im Gegensatz zur ‚Kompetenz', die das gesamte Wissen und damit das Potential beschreibt, somit die Gesamtheit des Könnens – wie oben bereits erwähnt – präsentiert, unterstreicht die ‚Performanz' lediglich einen kleinen Teil der ‚Kompetenz', der im Grunde genommen nur das oberflächliche Können, also das Sichtbare, kennzeichnet (vgl. Lehmann in: Arnold/Clement 2002, S.119 f.).

Der linguistischen Kompetenztheorie Chomskys folgend, wird zwischen den Begriffen ‚Kompetenz' und ‚Performanz' unterteilt, da letztere ausschließlich ein Oberflächen-Verhalten darstellt, während das komplette Potential die eigentliche ‚Kompetenz' darbietet, die in ihrer Gesamtheit jedoch eben nicht erkennbar ist (vgl. Kauffeld in: Arnold/Clement 2002, S. 132 f.). Der Erwerb von ‚Kompetenzen' ist damit der entscheidende Lernprozess (vgl. Vogel/Otto 2002, S. 245).

Chromsky geht nämlich davon aus, dass ein Mensch weitaus mehr kann, als das, was er nach außen hin zeigt (vgl. Hof in: Arnold/Clement 2002, S. 159). Deswegen hat er diese begriffliche Unterscheidung (‚Kompetenz' – ‚Performanz') eingeführt, die auf diesem Wege den Einzug in die Erziehungswissenschaften genommen hat (vgl. Reetz in: Pätzold/Kaiser 1999, S. 245).

III. Historische Entwicklung und Hintergründe zum Begriff ,Kompetenz'

1. Historie

1.1 Hintergründe zur Entwicklung des Kompetenzbegriffs

In Hinblick auf die Entwicklung des Kompetenzbegriffs kann auf den zeitgeschichtlichen Kontext hingewiesen werden: in den 70er Jahren gab es gravierende Umwälzungen in der Wirtschaft und der Gesellschaft, so dass zwangsläufig auch die bisherigen Lern- und Lehrziele an Gültigkeit verloren und verändert werden mussten.

Seit dieser Zeit herrscht ein verstärkter technologischer Wandel, wodurch die Arbeitsplatzsicherung ungewiss wurde. Das ursprüngliche Berufsverständnis kam ins Wanken (vgl. Gonon in: Arnold/Clement 2002, S. 189 ff.).

In Zeiten, in denen Arbeitsplätze eingespart werden und Berufe sich in ihrem Berufsbild innerhalb kürzester Zeit ändern, kann kaum davon ausgegangen werden, dass ein Mensch einen Beruf zur Lebensaufgabe erklärt, schon gar nicht, wenn kaum die Hoffnung besteht, 30 Jahre lang in einem Beruf zu bleiben.

Im ständigen Wandel muss damit gerechnet werden, dass für die Zukunft weiterhin – und vielleicht umso mehr – folgendes gelten wird: durch innerbetriebliche Veränderungen wird der Beschäftigte von Arbeitslosigkeit bedroht sein, sich umschulen, aus- oder weiterbilden müssen (vgl. Wittwer/ Reimer in: Arnold/Clement 2002, S. 170 f.).

Deswegen entstand das Kompetenzkonzept, das die Beschäftigungsfähigkeit zum Ziel hat (vgl. ebenda in: Arnold/Clement 2002, S. 178). Dadurch wird ermöglicht, anpassungsfähig auf den Arbeitsmarkt reagieren zu können (vgl. Münk in: Arnold/Clement 2002, S. 203 f.).

1.2 Historische Entwicklung

Bei dem Begriff ,Kompetenz' geht es um erworbene Merkmale (vgl. Otto/Vogel 2002, S. 245), die - nicht zuletzt dank Piaget und sämtlichen Lerntheoretikern - in die Erziehungswissenschaften eingebracht wurden.

Seit den 70er Jahren stellt der Begriff ,Kompetenz' ein sich ständig änderndes Lehr- und Lernzielverständnis dar. Der Deutsche Bildungsrat hat 1974 ,Kompetenz' als Lernprozessziel hervorgehoben (vgl. Reetz in: Kaiser/Pätzold 1999, S. 245).

In den 80er Jahren wird der Begriff ,Schlüsselqualifikationen' in den Vordergrund gestellt, wobei dieser zum erklärten persönlichkeits- und handlungsorientierten Ziel wird (vgl. Sloane et al. 1998, S. 159).

Nach Reetz kommt es zu einer Verlagerung Richtung Persönlichkeit (vgl. Müller/Arnold 2002, S. 46): es findet ein Wechsel von der ,Qualifikation' zur ,Kompetenz' als Wechsel vom Bedarf der Arbeitsplätze zur Eignung von Personen statt (vgl. Sloane et al. 1998, S. 160 ff.).

Ebenfalls aus dieser Zeit stammt die Idee des ‚handlungsorientierten Unterrichts', der dazu dient, die ‚berufliche Handlungskompetenz' und damit auch die ‚Schlüsselqualifikationen' zu fördern.

In den 90er Jahren taucht schließlich das ‚Lernfeldkonzept' auf (vgl. Schelten 2000, S. 119 ff.), womit die curriculare Umsetzung von ‚Handlungsorientierung' gemeint ist, was jedoch an dieser Stelle nicht weiter geklärt werden soll.

Insgesamt zeigt die historische Entwicklung, dass der Anspruch nach ‚Kompetenz' deutlich angestiegen ist, dass allerdings zugleich unklar bleibt, was dieser Begriff tatsächlich beschreibt.

Momentan gleicht die ‚Kompetenz' eher einem Sammelbecken für sämtliche Persönlichkeits- und Handlungseigenschaften eines Menschen, die je nach Autor mehr oder weniger variieren.

IV. Zum Begriff ‚Qualifikation'

1. Definition
1.1 Merkmale des Begriffs ‚Qualifikation'

Der Wortursprung liegt im lateinischen ‚qualificatio' (vgl. Duden 1994, S. 1145) und bedeutet sinngemäß soviel wie Befähigung, Zuständigkeit (vgl. Brockhaus 1992, S. 662). Fachspezifisch lässt sich von einer tätigkeitsbezogenen Anforderung an eine Person sprechen (vgl. Schelten 2000, S. 134). Allgemeiner gesagt dient der Begriff einer Standardsetzung und damit der Vergleichbarkeit. Deswegen ist er beispielsweise bei der PISA-Diskussion von Interesse.

Ebenso gibt er Aussage darüber, was jemand aus Sicht des Arbeitgebers (beruflich) können muss, d. h. was ein Arbeitnehmer von seiner Belegschaft erwarten darf - demzufolge handelt es sich um einen klassischen Begriff des Beschäftigungssystems (vgl. Beck S. 31). Erwähnung findet er dadurch in der Ausbildungsordnung (vgl. Wilsdorf 1991, S. 44). Er stammt ursprünglich aus der Wirtschaft (z. B. Qualitätsmanagement).

Je nach Autor liegt ein anderes Verständnis für den Begriff vor (vgl. Wilsdorf 1991, S. 43). Die Bedeutung dieses Wortes variiert sehr stark. So gilt beispielsweise nach Lothar Reetz, dass sich das Vorhandensein von ‚Qualifikation' in der Einsetzbarkeit der Person zeigt (vgl. Kron 1994, S. 305).

1.2 Qualifikationsarten

Unterteilbar ist die ‚Qualifikation' zum einen in das Begriffspaar ‚formale/nichtformale' und zum anderen ‚funktionale/extrafunktionale Qualifikation':

- **Formale Qualifikation.**

Sie ist gekennzeichnet durch die bescheinigten Aus-, Fort-, Weiterbildungsabschlüsse und ist damit arbeitsplatzbezogen (vgl. von Buer in: Kaiser/Pätzold 1999, S. 335).

- **Nichtformale Qualifikation.**

Sie beinhaltet beispielsweise die Arbeitserfahrung, die im Laufe der Tätigkeit erworben wird.

- **Funktionale Qualifikation.**

Diese Qualifikation ist arbeitsplatzbezogen. Beispiel hierfür wäre handwerkliches Können. Im Grunde genommen kann sie als ‚Fachwissen' bezeichnet werden (vgl. Wilsdorf 1991, S. 71).

- **Extrafunktionale Qualifikation.**

Sie ist arbeitsplatzübergreifend und stellte früher die ‚Arbeitstugenden' dar.

Seit den 70er Jahren beinhaltet sie die Umstellungs- und Kooperationsfähigkeit, seit den 80ern Werte wie Initiative, Zielstrebigkeit und Teamfähigkeit.

Heute spricht man eher in dem Zusammenhang von ‚Schlüsselqualifikationen' (vgl. Kaiser/Pätzold 1999, S. 335).

Insgesamt geht es um Fähigkeiten, die zwar auch am Arbeitsplatz praktiziert werden können, jedoch nicht an ihn zwingend gerichtet sind, d. h. auch auf andere Situationen anwendbar sind (vgl. Wilsdorf 1991, S. 48).

1.3 Qualifikationsebenen

Es gibt drei Unterscheidungsmöglichkeiten. Diese beziehen sich im Wesentlichen auf die Tatsache, ob eine ‚Qualifikation' zeitlichen Schwankungen unterliegt oder ob sie in dieser Hinsicht unabhängig Bestand hat (vgl. Schelten 2000, S. 135 f.).

- **Qualifikationen geringerer Reichweite.**

Diese ‚Qualifikationen' sind fachspezifisch bezogen und monoberuflich. Sie sind in den Ausbildungsordnungen festgehalten und veralten sehr schnell, da sie dem technischen Wandel unterliegen.

- **Qualifikationen mittlerer Reichweite.**

Sie beinhalten berufsfeldweite Fertigkeiten und Kenntnisse und veralten relativ schnell (vgl. Schelten 1991, S. 145 f.).

- **Qualifikationen hoher Reichweite.**

Kennzeichnend für diese ‚Qualifikationen' ist ihre berufsfeldübergreifende Position. Sie stellen die eigentlichen ‚Schlüsselqualifikationen' dar. Das bedeutet, dass sie über den Einzelberuf und das Berufsfeld hinaus gehen, können auf inhaltlich und funktional verwandte Gebiete übertragen werden und vom technischen Wandel unabhängig sind. Infolgedessen veralten sie auch nicht (vgl. Hendrich 2002, S. 157 f.).

V. Historische Entwicklung und Hintergründe zum Begriff ‚Qualifikation'

1. Historie und Hintergründe

1.1 Die historische Entwicklung

In den 60er Jahren wurde von ‚Arbeitstugenden' gesprochen (vgl. van Buer in: Kaiser/Pätzold 1999, S. 335). Ende der 60er Jahre wurde der Begriff ‚Qualifikation' als Ablösung des als unscharf geltenden Bildungsbegriffs zugunsten von mehr Eindeutigkeit eingesetzt, wobei fraglich ist, ob dieses Ziel tatsächlich erreicht wurde.

In den 70er Jahren sprach man von den ‚extrafunktionalen Qualifikationen', vor allem bezogen auf die Umstellungs- und Kooperationsfähigkeit. Mertens prägte 1974 den Begriff ‚Schlüsselqualifikation' und sprach von bevorzugten Bildungszielen und Bildungselementen, die den Schlüssel zum schnellen Verständnis von neuem Spezialwissen bilden (vgl. Gonon in: Kaiser/Pätzold 1999, S. 341), wobei Mertens, der aus dem Berufsbereich (IAB) kam, mit den ‚Schlüsselqualifikationen' das kennzeichnen wollte, was über das ‚Funktionale', d.h. über die ‚Fachkompetenz' hinaus geht (vgl. Reisse in: Kaiser/Pätzold 1999, S. 341). Er glaubte, dass je arbeitsplatzbezogener die ‚Qualifikation', desto schneller würde sie veralten. Deshalb forderte er „die Anpassungsfähigkeit an nicht Prognostizierbares" (Beck S. 33) als den Grundstein bildungsplanerischer Vorsorge. Ziel sollte die Vermittlung von Problembewältigungs-methoden sein, nicht mehr nur reine Technik (vgl. Wilsdorf 1991, S. 52 ff.). Situations-übergreifendes und übertragbares Wissen sollte vermittelt werden (vgl. Schelten 1991, S. 145 f.).

In Anlehnung an dieses Konzept der ‚Schlüsselqualifikationen' forderte daher der Deutsche Bildungsrat neben den fachlichen auch allgemeine Lernziele (vgl. Wilsdorf 1991, S. 80).

Dabei wurde dieser Begriff übernommen, wodurch er von der Pädagogik für das gesamte Bildungssystem Verwendung gefunden hat.

In den 80er Jahren lag der Schwerpunkt auf der Teamfähigkeit und Zielstrebigkeit einer Einzelperson (vgl. Sloane et al. 1998, S. 158). Die Idee vom ‚handlungsorientierten Unterricht' kam zu dieser Zeit ebenfalls zustande: schwierig ist nämlich, dass die ‚Schlüsselqualifikationen' nicht messbar sind bzw. nur durch aufwendiges Betrachten bei anspruchsvollen Tätigkeiten ersichtlich werden. Das macht den Unterricht nicht einfacher. Offene und zugleich umfassende Lernsituationen sind notwendig, in denen Schüler selbständig lernen können und dadurch ihre eigenen Problemlösungen finden. Dabei handelt es sich um Erschließungswissen (vgl. Arnold 2002, S. 153 f.).

1.2 Analyse des ausgewählten Terminus' ‚Schlüsselqualifikationen'

‚Schlüsselqualifikationen' sind berufsübergreifende Befähigungen, die bereits während der Berufsausbildung erworben werden und zur Bewältigung der wechselnden Bildungsinhalte und schnell ändernder Technik darstellen (vgl. Schelten 1991, S. 105). Daraus resultierend ergeben sich außerfachliche Qualifikationsanforderungen, die neben den fachlichen Voraussetzungen erforderlich sind. Sie sind relativ lange verwertbar und dienen vorwiegend der beruflichen Problemlösung, wobei das eigentliche Ziel ist, beweglich und offen auf berufliche Schwankungen reagieren zu können (vgl. Wilsdorf 1991, S. 56). Sie werden als ‚extrafunktionale Qualifikationen' bezeichnet, die unter anderem abstraktes, theoretisches Denken, planerisches Handeln, Kreativität, Kommunikationsfähigkeit und Fähigkeit zur Teamarbeit beinhalten (vgl. Schelten 1991, S. 105 f.). Auf Grund der unsicheren zukünftigen Anforderungen haben sie in den letzten Jahren an Bedeutung gewonnen (vgl. Beck 1996, S.7). Und sind folglich als dauerhaft verwendbares Grundgerüst für die berufliche Existenz anzusehen (vgl. Schelten 1991, S. 159).

Obwohl die ‚Schlüsselqualifikationen' gefordert werden, bleibt offen, was sie tatsächlich beinhalten. Diese Diskrepanz macht sich schon bei der Systematisierung der einzelnen ‚Schlüsselqualifikationen' bemerkbar, wobei es in der Literatur z. T. erhebliche Unterschiede gibt: von Einteilungen nach Elementen (‚Basis-', ‚Horizontalqualifikationen', ‚Breitenelemente', ‚Vintage-Faktoren'), die vom Mertensschen Konzept übernommen wurden (vgl. Wilsdorf 1991, S. 59 ff.) bis hin zu folgender Idee liegt ein breites Spektrum an Unterscheidungsmöglichkeiten vor (vgl. Beck S. 35):

- **Materiale Schlüsselqualifikationen.**

Das Lesen, Anwenden, Erstellen von technischen Unterlagen, das Planen und Steuern von Arbeitsabläufen, das Kontrollieren der Ergebnisse und das Warten von Betriebsmitteln oder sogar berufsübergreifende allgemein bildenden Kenntnisse wie etwa Fremdsprachen werden genannt (vgl. Arnold 2002, S. 96).

- **Formalen Schlüsselqualifikationen.**

Diese werden dem kognitiven Bereich zugerechnet: selbständiges, analytisches Denken, Kreativität, technisches Know-How, Transfer- und Problemlösungsfähigkeit, kritisches Denken, Konzentrationsfähigkeit, Geschicklichkeit usw. (vgl. Schelten 1991, S. 159).

- **Personalen Schlüsselqualifikationen.**

Dabei handelt es sich um ‚Arbeitstugenden' wie Pünktlichkeit, Genauigkeit, Zuverlässigkeit, Gewissenhaftigkeit, Verantwortungs- und Pflichtbewusstsein, Selbständigkeit, Selbstvertrauen, Leistungsbereitschaft, Optimismus...

- **Sozialen Schlüsselqualifikationen.**

Diese umfassen gruppenorientiertes Verhalten, Kommunikationsfähigkeit, Kooperations-bereitschaft, Toleranz, Aufrichtigkeit etc. (vgl. Wilsdorf 1991, S. 67).

- **Psychomotorischen Schlüsselqualifikationen.**

Hierzu zählt z. B. die manuelle Geschicklichkeit und Koordination (vgl. Schelten 1991, S. 147 f.).

Trotz großer Differenzen in der Bestimmung der ‚Schlüsselqualifikationen' ist zu sagen, dass sie im Laufe der Zeit erheblich an Bedeutung gewonnen haben (vgl. Wilsdorf 1991, S. 51) und heute sehr stark die Bildungsplanung beeinflussen. Insgesamt befähigen sie dazu, schnell aufkommende, neue Inhalte selbständig zu erfassen und lebenslang zu lernen (vgl. Reisse in: Kaiser/Pätzold 1999, S. 334). Sie sind persönlichkeitsbezogen, allgemein und situationsunabhängig, abstrakt und komplex strukturiert. Wichtig ist, dass sie auf die Arbeitswelt von Morgen Einfluss nehmen – der Mensch kann mit ihrer Hilfe auf den schnellen technischen und wirtschaftlichen Wandel reagieren und sich dadurch eine Basis für die berufliche Existenz schaffen (vgl. Sloane et al. 1998, S. 158 f.).

VI. Fazit

Auffällig ist, dass nicht nur die konkrete Abtrennung der beiden Begriffe ‚Kompetenz' und ‚Qualifikation' schwierig erscheint, hinzu kommt noch, dass die einzelnen Begriffe unabhängig voneinander bereits eine breite Fülle an Fähigkeiten oder Kenntnissen beinhalten und allein dadurch schon - zum Teil je nach Autor – variierend andere Definitionen haben.

Was lässt sich also abschließend über die Begriffe ‚Kompetenz' und ‚Qualifikation' sagen? Im Endeffekt handelt es sich um ein- und dieselbe Kernaussage, wobei jedoch – und dieses ist wohl dabei das Grundlegende – die Betrachtungsweise bzw. der Sichtwinkel jeweils ein anderer ist.

Folglich ist der Begriff ‚Kompetenz' ein Erziehungsbegriff und richtet sich danach, was jemand – d. h. eine Person, beispielsweise ein Azubi, erwerben muss während seiner Erziehung und Ausbildung und was ein Arbeitnehmer können muss, um sich in der Berufswelt behaupten zu können.

Auf der anderen Seite steht der Begriff ‚Qualifikation', der ein Begriff des Beschäftigungssystems ist, d. h. des Arbeitgebers, der von seinem Arbeitnehmer bestimmte Kriterien verlangt, um ihn einzustellen (deswegen wird der Begriff auch in Stelleninseraten angewendet).

Schwierig ist die Überprüfung – besonders in Hinblick auf die schulische Umsetzung der geforderten Ansprüche. Trotz unsicherer beruflicher Aussichten oder vielleicht gerade deswegen wird eine große Menge an Fähigkeiten und Kenntnissen gefordert, die schon fast ad absurdum in die etwas verschwommenen Begriffe hinein gebracht werden. Womöglich wäre eine engere Eingrenzung sinnvoller.

Abschließend kann im metaphorischen Sinne durchaus von den bereits erörterten Begriffen als den beiden Seiten einer Medaille gesprochen werden: sie sind nicht absolut identisch und damit nicht synonym, bilden allerdings dennoch eine nicht zu trennende Einheit.

VII. Literaturverzeichnis

• Arnold, Rolf: Schlüsselqualifikationen aus bildungstheoretischer Sicht – in der berufs- und wirtschaftspädagogischen Diskussion. In: Arnold, Rolf/Müller, Hans-Joachim (Hrsg.): Kompetenzentwicklung durch Schlüsselqualifizierung. Bd. 19, 2. Aufl., Hohengehren 2002, S. 35-51

• Arnold, Rolf/Müller, Hans-Joachim (Hrsg.): Kompetenzentwicklung durch Schlüsselqualifizierung. Bd. 19, 2. Aufl., Hohengehren 2002

• Bolder, Axel: Warum es Widerstand gegen berufliche Weiterbildung gibt – eine Herausforderung für die Berufspädagogik? In: Hendrich, Wolfgang (Hrsg.): Anderes Lernen in der beruflichen Bildung. Goldebek 2002, S. 41-55

• Böttcher, Wolfgang: Wissen, Kompetenz, Bildung, Erziehung oder was? In: Clement, Ute/Arnold, Rolf (Hrsg.): Kompetenzentwicklung in der beruflichen Bildung. Opladen 2002; S. 93-115

• Gonon, Philipp: Kompetenz. In: Kaiser, Franz-Josef/Pätzold, Günther (Hrsg.): Wörterbuch Berufs- und Wirtschaftspädagogik. Bad Heilbrunn, Hamburg 1999, S. 341-342

• Beck, Herbert: Handlungsorientierung des Unterrichts. Darmstadt 1996

• Beck, Simone: Schlüsselqualifikationen im Spannungsfeld von Bildung und Qualifikation – Leerformel oder Integrationskonzept? Hohenheim, Stuttgart 2001

• Brockhaus-Enzyklopädie, 19. Aufl., Bd. 17, Leipzig, Mannheim 1992

• Clement, Ute: Kompetenzentwicklung im internationalen Kontext. In: Clement, Ute/Arnold, Rolf (Hrsg.): Kompetenzentwicklung in der beruflichen Bildung. Opladen 2002, S. 29-54

• Duden: Das Große Fremdwörterbuch. Mannheim, Leipzig, Wien, Zürich 1994

• Fischer, Martin: Was kompetente Facharbeiterinnen und Facharbeiter wissen sollten. In: Clement, Ute/Arnold, Rolf (Hrsg.): Kompetenzentwicklung in der beruflichen Bildung. Opladen 2002, S. 55-79

• Gonon, Philipp: Ende oder Wandel der Beruflichkeit. In: Clement, Ute/Arnold, Rolf (Hrsg.): Kompetenzentwicklung in der beruflichen Bildung. Opladen 2002, S. 189-202

• Harnoy, Klaus: Betrieb. In: Krüger, Heinz-Hermann/Helsper, Werner (Hrsg.): Einführung in Grundbegriffe und Grundfragen der Erziehungswissenschaft. 6. Auflage, Bd. I, Wiesbaden 2004, S. 203-209

- Heidegger, Gerald: Die Bedeutung informell erworbener Schlüsselkompetenzen in europäischer Perspektive. In: Hendrich, Wolfgang (Hrsg.): Anderes Lernen in der beruflichen Bildung. Goldebek 2002, S. 97-115

- Hendrich, Wolfgang: „Heimliche" Schlüsselkompetenzen und berufliche Flexibilität – Impulse für anderes Lernen in der beruflichen Weiterbildung. In: Hendrich, Wolfgang (Hrsg.): Anderes Lernen in der beruflichen Bildung. Goldebek 2002, S. 77-95

- Hof, Christine: (Wie) lassen sich soziale Kompetenzen bewerten? In: Clement, Ute/Arnold, Rolf (Hrsg.): Kompetenzentwicklung in der beruflichen Bildung. Opladen 2002, S. 153-166

- Hörster, Reinhard: Bildung. In: Krüger, Heinz-Hermann/Helsper, Werner (Hrsg.): Einführung in Grundbegriffe und Grundfragen der Erziehungswissenschaft. 6. Auflage, Bd I, Wiesbaden 2004, S. 45-53

- Kade, Jochen/Nittel, Dieter: Erwachsenenbildung/Weiterbildung. In: Krüger, Heinz-Hermann/Helsper, Werner (Hrsg.): Einführung in Grundbegriffe und Grundfragen der Erziehungswissenschaft. 6. Auflage, Bd. I, Wiesbaden 2004, S. 211-222

- Kaiser, Franz-Josef/Pätzold, Günther (Hrsg.): Wörterbuch Berufs- und Wirtschaftspädagogik. Bad Heilbrunn, Kauffeld, Simone: Das Kasseler-Kompetenz-Raster – ein Beitrag zur Kompetenzmessung. In: Clement, Ute/Arnold, Rolf (Hrsg.): Kompetenzentwicklung in der beruflichen Bildung. Opladen 2002, S. 131-151

- Kron, W. Friedrich: Grundwissen Pädagogik. 4. Aufl., München, Basel 1994

- Loeber, Heinz-Dieter: Ende des Berufs? In: Hendrich, Wolfgang (Hrsg.): Anderes Lernen in der beruflichen Bildung. Goldebek 2002, S. 13-40

- Lehmann, Burkhard: ‚Kompetenzvermittlung' durch Fernstudium. In: Clement, Ute/Arnold, Rolf (Hrsg.): Kompetenzentwicklung in der beruflichen Bildung. Opladen 2002, S.117-130

- Marken, Anne: „Rollenspiel" als Methode im berufsvorbereitenden Unterricht. In: Hendrich, Wolfgang (Hrsg.): Anderes Lernen in der beruflichen Bildung. Goldebek 2002, S. 155-168

- Müller, Hans-Joachim: Erschließen durch Versprachlichen. In: Arnold, Rolf/Müller, Hans-Joachim (Hrsg.): Kompetenzentwicklung durch Schlüsselqualifizierung. Bd. 19, 2. Aufl., Hohengehren 2002, S. 87-136

- Münk, Dieter: Beruf und Kompetenz. In: Clement, Ute/Arnold, Rolf (Hrsg.): Kompetenzentwicklung in der beruflichen Bildung. Opladen 2002, S. 203-227

- Otto, Hans-Uwe/Rauschenbach, Thomas/Vogel, Peter (Hrsg.): Erziehungswissenschaft: Professionalität und Kompetenz

- Reetz, Lothar: Kompetenz. In: Kaiser, Franz-Josef/Pätzold, Günther (Hrsg.): Wörterbuch Berufs- und Wirtschaftspädagogik. Bad Heilbrunn, Hamburg 1999, S. 245-246

- Schelten, Andreas: Begriffe und Konzepte der berufspädagogischen Fachsprache. Stuttgart 2000

- Schelten, Andreas: Einführung in die Berufspädagogik. Stuttgart 1991

- Sloane, P. F. E./ Twardy, M./ Buschfeld, D.: Einführung in die Wirtschaftspädagogik. Paderborn, München, Wien, Zürich 1998

- Vogel, Norbert/Wörner, Alexander: Erwachesenenpädagogische professionelle Kompetenz für die Weiterbildung. In: Clement, Ute/Arnold, Rolf (Hrsg.): Kompetenzentwicklung in der beruflichen Bildung. Opladen 2002, S. 81-92

- Wilsdorf, Dieter: Schlüsselqualifikationen. München 1991

- Wittwer, Wolfgang/Reimer, Ricarda: Biografie und Beruf – zur Neubestimmung eines tradierten Verhältnisses. In: Clement, Ute/Arnold, Rolf (Hrsg.): Kompetenzentwicklung in der beruflichen Bildung. Opladen 2002, S. 169-188

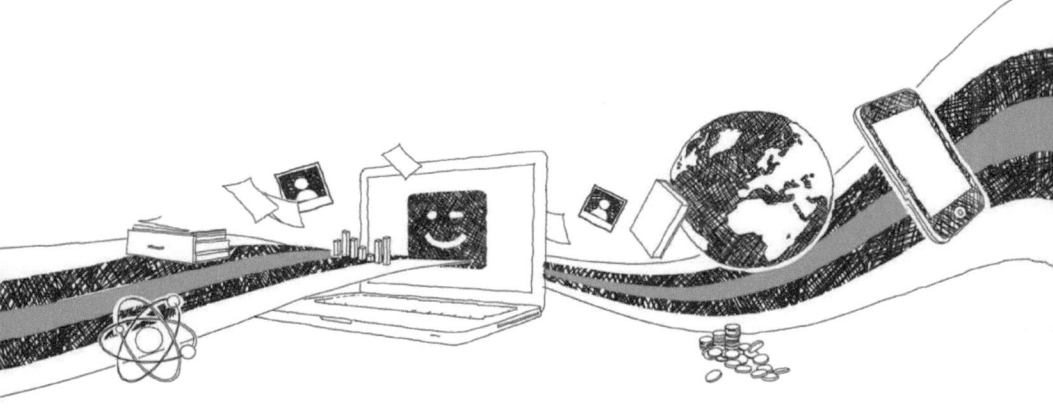
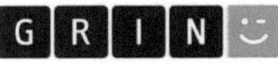